Docteur P. BERNADOT

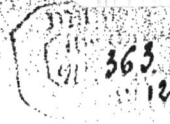

CONTRIBUTION A L'ÉTUDE

DE

L'ARSÉNOBENZOL

Dans le Traitement de la Syphilis

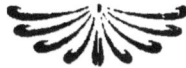

TOULOUSE

CH. DIRION, LIBRAIRE-ÉDITEUR

22, rue de Metz et rue des Marchands, 33

—

1912

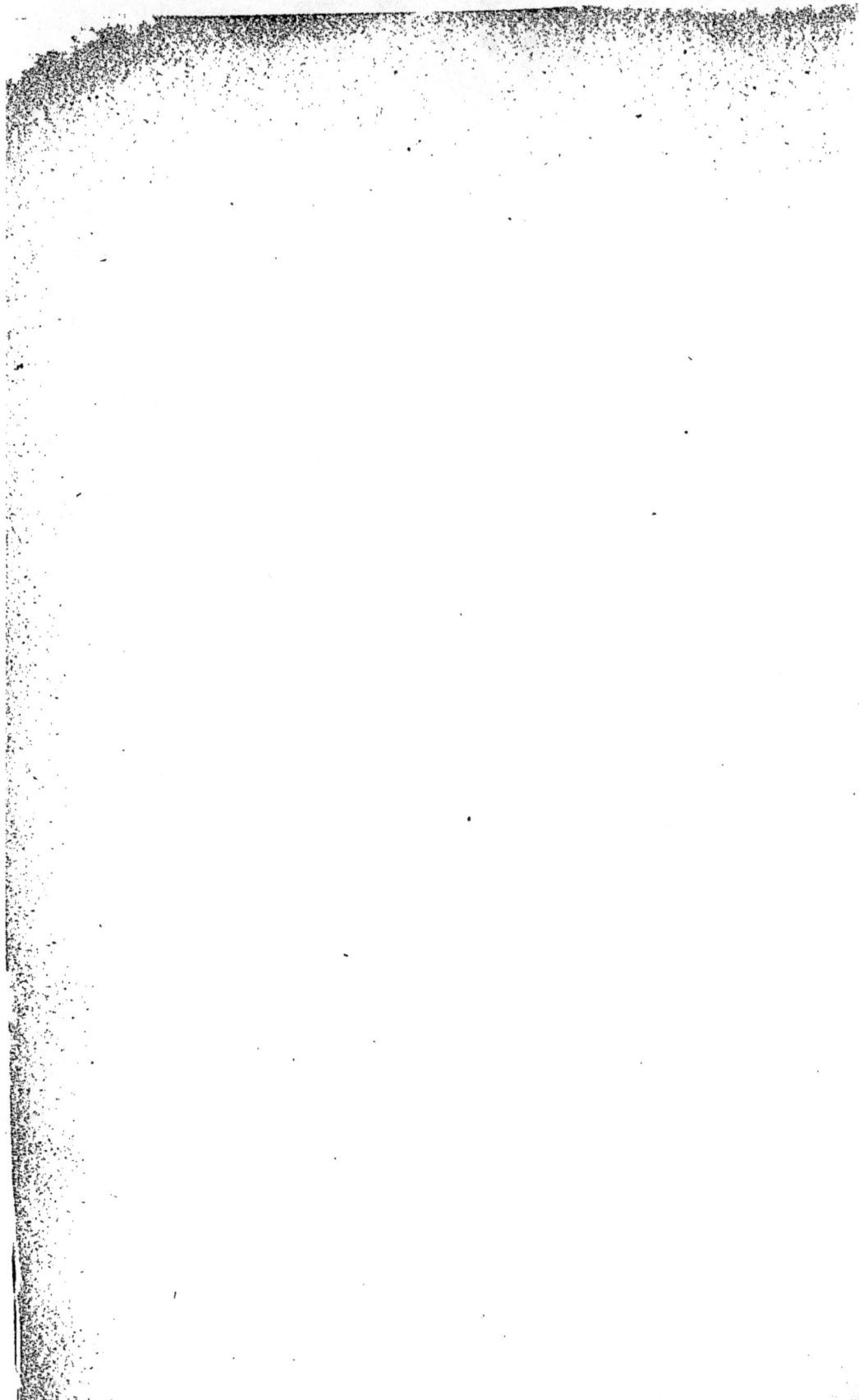

Docteur P. BERNADOT

CONTRIBUTION A L'ÉTUDE

DE

L'ARSÉNOBENZOL

Dans le Traitement de la Syphilis

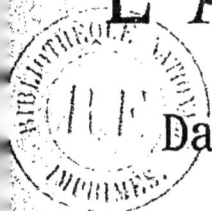

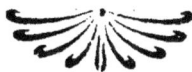

TOULOUSE

Ch. DIRION, LIBRAIRE-ÉDITEUR

22, rue de Metz et rue des Marchands, 35

1912

INTRODUCTION

Le but que nous nous proposons dans ce travail est le suivant : Relever et étudier les renseignements cliniques obtenus à l'Hôpital de Boulogne-sur-Mer, en traitant la Syphilis par l'Arsénobenzol.

Peut être sera-t-on surpris que nous ayons écarté toute bibliographie. Cela tient à ce que la littérature relative au produit d'Ehrlich nous a semblé trop riche. Un résumé en effet, s'il était possible, suffirait à lui seul à remplir le cadre d'un travail beaucoup plus important que le notre.

En second lieu, et ceci nous paraît beaucoup plus grave, nous n'avons pu recueillir qu'un nombre restreint d'observations : 86 seulement. Néanmoins, comme notre expérience porte sur un laps de temps assez étendu (près de 2 ans), que malgré le petit nombre de malades traités, nous avons pourtant suivi les divers modes d'administration du remède depuis son introduction en France jusqu'à l'heure actuelle, qu'il nous est survenu un accident mortel, nous ayant permis semble-t-il d'avoir une règle de conduite plus sûre que par le passé, nous croyons que cette seconde objection s'atténue ainsi quelque peu.

Nous ne saurions terminer cet avant-propos sans dire combien les conseils que voulut bien nous donner M. le professeur Audry, au cours de notre pratique nous furent précieux, combien ils nous aidèrent à résoudre les difficultés que présentait l'emploi du remède, combien enfin ils nous furent utiles pour nous créer une discipline.

Nous adressons aussi tous nos remerciements à M. le Docteur Pérard, notre chef de service à l'Hôpital de Boulogne, à qui nous devons toutes nos observations, et les encouragements les plus utiles pour notre travail.

En outre, M. le Docteur Fourmentin, de Boulogne, voulut bien prendre pour nous quelques observations tirées de sa pratique de la ville. Nous l'en remercions bien sincèrement.

Nous devons enfin ajouter, pour acquitter toutes nos dettes, que le plan de ce travail est à peu près celui du Docteur Dubois sur le même sujet.

TECHNIQUE ET DOSAGE

MÉDICAMENT. — Celui dont nous avons toujours usé fut le produit de Creil : le Salvarsan. Ce n'est que pour nos derniers malades que nous avons utilisé le Néosalvarsan.

TECHNIQUE. — La technique employée fut la technique courante pour les injections intraveineuses. Elle se résume en ceci.

1°) Dissolution de l'Arsénobenzol dans 40 centimètres cubes d'eau distillée chlorurée ;

2°) Addition de 23, 24, 25 gouttes de solution de soude à 15 %, de façon à avoir une dissolution à peu près neutre avec comme contrôle le papier de tournesol ou la phénolphtaleine ;

3°) Enfin on allonge la solution ainsi obtenue à 300 centimètres cubes.

Au cours de nos injections nous avons modifié le titre de l'eau en chlorure de sodium. Primitivement c'est le sérum à 7 pour 1000 qui nous servit. Plus tard, le Salvarsan ayant été reconnu fortement hypertonique, nous avons abaissé le titre de la solution à 5 pour 1000.

Dans nos dernières injections enfin, le chlorure de sodium fut complètement supprimé. Nous avons ainsi fait des solutions de Salvarsan dans de l'eau distillée pure. Cette solution, quoique légèrement hypotonique, ne nous parut pas mal supportée par nos malades. En revanche la technique y gagna en simplicité et nous n'eûmes plus à craindre les désordres réels ou hypothétiques du chlorure de sodium.

INSTRUMENTATION. — Celle qui nous servit ne vaut pas une description. Nous nous contenterons de dire que ce fut l'appareil à deux tubulures pour injections de sérum artificiel dont nous avons usé.

DOSES. — La question des doses en revanche nous paraît plus digne de retenir l'attention. Nous devons avouer que nous avons eu à son sujet de nombreuses hésitations.

Chez nos premiers malades, et suivant en cela les idées d'Ehrlich, nous avons injecté d'emblée de fortes doses : 0,60, 0,50 centigrammes. Nous faisions une ou deux injections de la sorte. Nous bornions là notre thérapeutique.

Par la suite, ayant constaté des récidives, et pensant qu'un traitement de fond était nécessaire, nous décidâmes de demander à l'arsénobenzol lui-même de constituer ce traitement. Nous fîmes ainsi des cures de plusieurs injections à doses fortes ou moyennes : 0,50, 0,40 centigrammes, Nous avons de la sorte multiplié les injections sans toutefois dépasser le nombre de quatre pour un même malade.

C'est à ce moment que survint l'accident mortel qui est relaté plus loin. Cet accident se produisit à la suite d'une seconde injection. Nous faisons d'autre part la critique de cette observation, mais dès maintenant nous pouvons dire, qu'éclairés par les conseils de M. le professeur Audry, nous résolûmes de diminuer chez un même malade le nombre des injections et de reprendre la pratique des doses fortes et uniques.

En second lieu, pour maintenir et continuer le bénéfice obtenu par cette première injection, ne voulant plus nous adresser à l'arsénobenzol inutile en cela et trop dangereux, nous utilisâmes le mercure.

Ce mode d'emploi du 606 nous ne le donnons ici qu'à titre de résultat sans l'expliquer. Dans notre conclusion nous nous proposons de rechercher les causes qui nous y ont amené, pourquoi il nous paraît tout aussi actif que tout autre, moins dangereux et plus maniable.

Nos injections d'arsénobenzol furent toujours intraveineuses. Nous les pratiquâmes selon l'usage au pli du coude ; selon l'usage nous ne rencontrâmes point de difficultés.

Lorsque le néosalvarsan fut introduit dans la pratique, nous en fîmes quelques injections intramusculaires dans la région fessière, précédées d'une anesthésie locale à la cocaïne. Toutefois cette anesthésie fut si peu efficace et les injections elles-mêmes nous parurent, et parurent surtout à nos malades si douloureuses que nous jugeâmes bon de les abandonner et de recourir de nouveau aux injections intraveineuses.

CHANCRE

NOM AGE	DATE SYMPTÔMES	INJECTION DATE ET DOSE	SUITES OPÉRATOIRES	RÉSULTATS IMMÉDIATS	TRAITEMENT ULTÉRIEUR	RÉSULTATS ÉLOIGNÉS
Suzanne B. 18 ans.	Chancre petite lèvre droite, datant de 3 semaines.	26 mai 1911. 0,50 Salvarsan.	Diarrhée. Vomissemen'			
Auguste B. 25 ans.	Chancre du prépuce datant de 1 mois.	24 juin 1911. 0,60 Salvarsan.				
Eugène D. 18 ans 1/2.	Chancre sillon bala-no-préputial da-tant de 1 mois.	24 juin 1911. 0,50 Salvarsan.	Nausées. Céphalée.			
Pierre B. 26 ans.	Chancre.	18 juillet 1911. 0,60 Salvarsan.				
Arthur R. 22 ans.	Chancre du prépuce datant de 5 semai-nes.	17 août 1911. 0,50 Salvarsan.				
Eugène V.	Chancre.	18 juillet 1911. 0,60 Salvarsan.				
Estelle M. 23 ans.	Chancre grande lè-vre droite datant de 15 jours.	3 août 1911. 0,50 Salvarsan.				

NOM AGE	DATE SYMPTÔMES	INJECTION DATE ET DOSE	SUITES OPÉRATOIRES	RÉSULTATS IMMÉDIATS	TRAITEMENT ULTÉRIEUR	RÉSULTATS ÉLOIGNÉS
Eugène D. 16 ans 1/2.	Chancre du prépuce datant de 1 mois. Balanite. Grosse adénite droite	12 décembre 1911. 0,45 Salvarsan.		28 décembre frissons, cé-phalalgie : roséole apparaît le 31 décembre retardée, ex-trêmement lé-gère, très fu-gace, durée de 4 à 5 jours seulement. 25 janv. 1912, plaque muqⁿ buccale.	Pilules.	Revu le 17 août 1912 en bon état.
Emile C. 25 ans.	Chancre préputial datant de 1 mois.	24 janvier 1912. 0,60 Salvarsan. 16 mars 1912. 0,25 Salvarsan.	Le 4e jour, après sa 1re in-jection, forte céphalée , le malade est o-bligé de s'a-liter, durée de 3 à 4 jours. 21 mars, des-quamation scarlatiniforme en masse de la plante des pieds et de la paume		Pilules.	16 mars 1912. Chancre cica-trisé, légères traces de roséole sur les flancs. Revu en mai 1912 en bon état.

NOM AGE	DATE SYMPTÔMES	INJECTION DATE ET DOSE	SUITES OPÉRATOIRES	RÉSULTATS IMMÉDIATS	TRAITEMENT ULTÉRIEUR	RÉSULTATS ÉLOIGNÉS
Th. (homme) 20 ans.	Chancre du frein.	12 août 1912. 0,60 Salvarsan.		Le chancre est cicatrisé au bout de 10 jours.	Pilules.	
Lucien P. 17 ans.	Chancre préputial datant de 3 semaines Phimosis.	20 août 1912. 0,60 Salvarsan. 27 août 1912. 0.60 Salvarsan.		31 août. Le phimosis est moins serré. le chancre diminue de volume. 1 ou 2 macules roséoliques sur le thorax.	Pilules.	
Sadi T. 24 ans.	Chancre sillon balanopréputial datant de 1 mois.	17 septembre 1912. 0.60 Salvarsan.				

SYPHILIS SECONDAIRE

NOM AGE	DATE SYMPTÔMES	INJECTION DATE ET DOSE	SUITES OPÉRATOIRES	RÉSULTATS IMMÉDIATS	TRAITEMENT ULTÉRIEUR	RÉSULTATS ÉLOIGNÉS
Maurice T. 25 ans.	Chancre. Roséole généralisée. Céphalée. Anémie.	27 mars 1911. 0.60 Salvarsan. 23 août 1911. 0,50 Salvarsan. 12 septembre 1911. 0,50 Salvarsan.		3 jours plus tard, roséole disparue. Chancre très amélioré.		Récidive en août 1911, sous forme de syphilides papulo-érosives des bourses et du pourtour de l'anus.

NOM AGE	DATE SYMPTÔMES	INJECTION DATE ET DOSE	SUITES OPÉRATOIRES	RÉSULTATS IMMÉDIATS	TRAITEMENT ULTÉRIEUR	RÉSULTATS ÉLOIGNÉS
Jeanne D. 26 ans.	Chancre grande lèvre droite. Roséole papulo-squameuse. Plaques anales.	11 mars 1911. 0,40 Salvarsan. 22 mars 1911. 0,40 Salvarsan.		30 avril : complètement guéri.		
Louis H. 50 ans.	Chancre sillon balano-préputial. Roséole. Plaques voile du palais. Angine. Surdité.	21 mars 1911. 0,50 Salvarsan. 28 mars 1911. 0,50 Salvarsan. 11 avril 1911. 0,50 Salvarsan.		Avril 1911 : complètement guéri de tous ces accidents.

21 octobre 1911 : plaque du pilier moins étendue. Roséole de retour dis- | | Récidive en octobre 1911 : 1° Plaque muqueuse du pilier antérieur droit. 2° Roséole de retour (flancs et poitrine). 3° Aphonie presque complète. 4° Adénite inguinale.

Revu le 31 décembre 1911. Se plaint de : 1° Céphalalgie tenace localisée à région temporale ganche, durant depuis 15 jours. 2° Insomnie. 3° Langue saburrale. 4° Névralgie intercostale.

Revu le 2 janvier 1912 : Les précédents symptômes se sont amendés. |

14

NOM AGE	DATE SYMPTÔMES	INJECTION DATE ET DOSE	SUITES OPÉRATOIRES	RÉSULTATS IMMÉDIATS	TRAITEMENT ULTÉRIEUR	RÉSULTATS ÉLOIGNÉS
Eugène C. 39 ans.	Chancre sillon balano-préputial. Roséole. Aphonie. Plaques anales.	28 mars 1911. 0,50 Salvarsan. 11 avril 1911. 0,50 Salvarsan. 9 octobre 1911. 0,50 Salvarsan.		Tous les accidents cèdent 8 jours après la 2e injection.		Revu en octobre 1911 : Récidive, plaques muqueuses du gland. Une nouvelle injection fait disparaître cet accident. Revu le 22 mars 1912 : En bon état.
Jules D. 21 ans.	Chancre datant de septembre 1910. Actuellement : Roséole papulo-squameuse avec quelques éléments psoriasiformes datant de 2 mois. Plaques du gland. Syphilides papulo-érosives des bourses.	27 avril 1911. 0,50 Salvarsan. 15 mai 1911. 0,50 Salvarsan. 8 juin 1911. 0,50 Salvarsan.		Au moment de sa 3e injection est complètement guéri.		
Joseph A. 30 ans.	Chancre sillon balano-préputial. Plaque lèvre inférieure. Plaques anales.	4 avril 1911. 0,60 Salvarsan.				

NOM AGE	DATE SYMPTÔMES	INJECTION DATE ET DOSE	SUITES OPÉRATOIRES	RÉSULTATS IMMÉDIATS	TRAITEMENT ULTÉRIEUR	RÉSULTATS ÉLOIGNÉS
Elisa F.	Chancre datant de septembre 1910. Actuellement : plaques hypertrophiques des grandes lèvres.	5 avril 1911. 0,50 Salvarsan.				
Joseph B. 45 ans.	Chancre. Roséole. Céphalalgie.	18 mai 1911. 0,50 Salvarsan. 9 juin 1911. 0,50 Salvarsan. 18 septembre 1911. 0,50 Salvarsan. 27 septembre 1911. 0,50 Salvarsan.		Le 18 juin, guéri de son chancre et de sa roséole. 7 octobre, le phimosis est réduit, les lésions de la nuque ont rétrocédé presque entièrement.		Récidive en septembre 1911 : 1° Phimosis. 2° Syphilides papuleuses circinées secondo-tertiaire de la région de la nuque et du côté gauche sur un espace de huit centimètres. On pratique deux nouvelles injections.
Germaine A. 21 ans.	Plaques de la vulve et de l'anus.	18 mai 1911. 0,50 Salvarsan. 20 mai 1911. 0,50 Salvarsan. 18 juillet 1911. 0,50 Salvarsan.		Lésions en mai entièrement cicatrisées.		Récidive en juillet 1911 : Plaques anales et vulvaires. On pratique une nouvelle injection.

NOM AGE	DATE SYMPTÔMES	INJECTION DATE ET DOSE	SUITES OPÉRATOIRES	RÉSULTATS IMMÉDIATS	TRAITEMENT ULTÉRIEUR	RÉSULTATS ÉLOIGNÉS
Emile M. 18 ans.	En octobre 1910 : Chancre du sillon balano-préputial soigné par 17 injections locales d'hectine sans grand résultat. Apparition de la roséole durant ce traitement. Association de l'énésol à l'hectine. Actuellement : 1° Plaques labiales. 2° Plaques du gland.	3 mai 1911. 0,50 Salvarsan. 18 mai 1911. 0,50 Salvarsan.		18 mai, plaques du gland disparues, plaques des lèvres en bonne voie de cicatrisation.		Récidive en août 1912 : Plaques muqueuses du gland. Mis au traitement pilulaire.
Eugène H. 30 ans.	Chancre. Roséole.	13 juillet 1911. 0,50 Salvarsan. 1er août 1911. 0,50 Salvarsan.		15 août : Guérison.		
Auguste W. 25 ans.	Roséole papule use Syphilides des bourses et du pourtour de l'anus.	12 août 1911. 0,50 Salvarsan. 21 août 1911. 0,50 Salvarsan.		30 août : Guérison.		

NOM AGE	DATE SYMPTÔMES	INJECTION DATE ET DOSE	SUITES OPÉRATOIRES	RÉSULTATS IMMÉDIATS	TRAITEMENT ULTÉRIEUR	RÉSULTATS ÉLOIGNÉS
Charles L. 19 ans.	Chancre. Roséole.	12 août 1911. 0,50 Salvarsan. 23 août 1911. 0,5 Salvarsan.		23 août, chancre en bonne voie de cicatrisation. Roséole disparue		
Catherine F. 24 ans.	Plaques anales et vulvaires.	23 août 1911. 0,50 Salvarsan. 20 septembre 1911. 0,50 Salvarsan.		Guérison le 20 septembre		
Marguerite M. 18 ans.	Plaques anales et vulva'res.	11 septembre 1911. 0,50 Salvarsan. 20 septembre 1911. 0,50 Salvarsan.		20 septembre presque cicatrisées		
Roger B. 19 ans.	Chancre. Roséole papuleuse généralisée.	18 juillet 1911. 0,50 Salvarsan. 27 juillet 1911. 0,50 Salvarsan.				
Albertine W. 17 ans.	Roséole cuivrée. Plaques vulvaires. Enceinte de 3 mois.	17 août 1911. 0,50 Salvarsan. 9 septembre 1911. 0,40 Salvarsan. 20 septembre 1911.		20 septembre guérison complète.		Revue 13 mars 1912. Aucun accident spécifique. Accouche à la Maternité de Boulogne d'un enfant vivant, à terme, pesant 3 kil. 400, normal pendant les huit premiers jours. Placenta

NOM. AGE	DATE SYMPTÔMES	INJECTION DATE ET DOSE	SUITES OPÉRATOIRES	RÉSULTATS IMMÉDIATS	TRAITEMENT ULTÉRIEUR	RÉSULTATS ÉLOIGNÉS
Marie W. 32 ans.	Roséole généralisée. Plaques des piliers et amygdaliennes. Laryngite.	8 août 1911. 0,50 Salvarsan. 17 août 1911. 0,50 Salvarsan. 26 août 1911. 0,50 Salvarsan. 9 septembre 1911. 0,50 Salvarsan.		Guéri après les 2 premières injections.		
Clotaire V.	Chancre. Phimosis. Balanite. Syphilides papulo-érosives des bourses. Roséole du trone et des cuisses.	20 septembre 1911. 0,50 Salvarsan.				
Edouard M. 27 ans.	Chancre feuillet interne du prépuce. Phimosis. Roséole papulo-squameuse.	11 septembre 1911. 8,50 Salvarsan. 20 septembre 1911. 0,50 Salvarsan. 29 septembre 1911. 0,50 Salvarsan. 9 octobre 1911. 0,50 Salvarsan.		Le phimosis devient plus serré après la 1re injection. Guérison dès la 3e injection.		Revu le 1er août 1912 en bon état.

NOM AGE	DATE SYMPTÔMES	INJECTION DATE ET DOSE	SUITES OPÉRATOIRES	RÉSULTATS IMMÉDIATS	TRAITEMENT ULTÉRIEUR	RÉSULTATS ÉLOIGNÉS
Georgette D. 20 ans.	Syphilides papulo-érosives de la vulve et du pourtour de l'anus.	3 août 1911. 0,50 Salvarsan. 27 janvier 1912. 0.30 Salvarsan. 5 février 1912. 0,30 Salvarsan.		15 jours après l'injection, guérison. 5 février, en bonne voie de guérison.		Revu en janvier 1912. Récidive : 1° Roséole de retour. 2° Laryngite spécifique. 3° Plaques anales. On pratique deux nouvelles injections.
Louis J. 31 ans.	Chancre datant de juin 1911. Traitement mercuriel de 3 mois. Actuellement : Syphilides papulo-érosives de l'anus et des bourses infectées. La marche est rendue très pénible. Plaques des commissures labiales.	20 octobre 1911. 0,50 Salvarsan. 28 octobre 1911. 0,50 Salvarsan. 14 novembre 1911. 0,50 Salvarsan. 25 novembre 1911. 0,30 Salvarsan.		28 octobre : Syphilides presque cicatrisées. le malade peut marcher facilement. Plaques labiales disparues. A partir de la troisième injection, guérison complète.		

NOM AGE	DATE SYMPTÔMES	INJECTION DATE ET DOSE	SUITES OPÉRATOIRES	RESULTATS IMMÉDIATS	TRAITEMENT ULTÉRIEUR	RÉSULTATS ÉLOIGNÉS
Germaine F. 20 ans 1 2.	Syphilides papulo-érosives des grandes lèvres et de la région périanale.	14 octobre 1911. 0,40 Salvarsan. 20 octobre 1911. 0,50 Salvarsan. 26 octobre 1911. 0,50 Salvarsan. 11 novembre 1911. 0,50 Salvarsan.		Entièrement guérie dès sa deuxième injection.		
Anna D. 20 ans.	Plaques anales et génitales.	En juillet 1911. 0,40 Salvarsan. 0,40 — 0,40 14 novembre 1911. 0,50 Salvarsan.		La malade est guérie dès sa troisième injection.		Revu en novembre 1911. Récidive : Plaques anales et des grandes lèvres. On pratique une nouvelle injection.
Camille D. 18 ans 1/2.	Syphilides papulo-érosives des grandes lèvres, du pourtour de l'anus et s'étendant de chaque côté sur les plis génitaux cruraux.	20 septembre 1911. 0 40 Salvarsan. 20 septembre 1911. 0,40 Salvarsan. 14 novembre 1911. 0,40 Salvarsan.		A la deuxième injection, les lésions sont presque cicatrisées.		

NOM AGE	DATE SYMPTÔMES	INJECTION DATE ET DOSE	SUITES OPÉRATOIRES	RÉSULTATS IMMÉDIATS	TRAITEMENT ULTÉRIEUR	RÉSULTATS ÉLOIGNÉS
Félicienne H. 18 ans 1/2.	Syphilides papulo-érosives de la vulve.	Septembre 1911. 0,40 Salvarsan. 0,40 Salvarsan.		Lésions vulvaires cicatrisées. Entre les 2 injections. la malade se plaint de palpitations, essoufflement douleur précordiale. A l'auscultation, on constate un dédoublement du second bruit.		Revu en février 1912 : Végétations vulvaires. Les douleurs précordiales se calmèrent quelques jours après la sortie de la malade de l'hôpital (un mois environ après sa deuxième injection). Auscultation du cœur normale.
X. (Femme). 35 ans.	Syphilides circinées du menton et de la nuque.	29 septembre 1911. 0,50 Salvarsan.				
Jules L. 23 ans.	Chancre août 1911. Sirop de Gibert. Actuellement : 1° Aphonie. 2° Plaque de la muqueuse de la joue gauche. 3° Plaque de la lèvre inférieure droite.	16 décembre 1911. 0,40 Salvarsan.		30 décembre, la voix est redevenue à peu près normale. Les plaques muqueuses ont disparu, sauf celle		Revu le 31 mai 1912 : Récidive : Aphonie presque complète. Le malade n'avait pas suivi le traitement pilulaire qu'on lui avait conseillé. On lui fait quelques injections d'huile grise, puis on le met aux pilules.

NOM AGE	DATE SYMPTÔMES	INJECTION DATE ET DOSE	SUITES OPÉRATOIRES	RÉSULTATS IMMÉDIATS	TRAITEMENT ULTÉRIEUR	RÉSULTATS ÉLOIGNÉS
M. (homme). 20 ans.	Chancre du méat. Phimosis. Roséole.	30 décembre 1911, 0,50 Salvarsan. 6 janvier 1912. 0,30 Salvarsan.		27 janvier : La roséole a disparu. Phimosis moins serré.	Pilules.	Revu le 14 juillet 1912, » 12 août 1912, » 20 septembre 1912, » 4 octobre 1912, en excellent état.
Auguste B. 31 ans.	4 chancres syphiliti- ques dont 3 sur le fourreau. Un uréthral : fosse naviculaire. Roséole. Plaques du pilier antérieur.	7 décembre 1911. 0,50 Salvarsan.				
Jeanne D. 20 ans.	1° Chancre du clito- ris. 2° Roséole au début	6 janvier 1912. 0,50 Salvarsan. 15 janvier 1912. 0,40 Salvarsan.	T. : 37°,8. T. : 39°,8.	15 janvier : La roséole a disparu, le chancre moins suin- tant, moins coloré, moins douloureux. 22 janvier : Le chancre est réduit des trois-quarts.	Pilules.	

NOM AGE	DATE SYMPTÔMES	INJECTION DATE ET DOSE	SUITES OPÉRATOIRES	RÉSULTATS IMMÉDIATS	TRAITEMENT ULTÉRIEUR	RÉSULTATS ÉLOIGNÉS
Jeanne B. 20 ans.	Chancre septembre 1911. Actuellement : 1° Roséole pustulo-ulcéreuse. 2° Vastes ulcères siégeant sur les membres au nombre de huit. 3° Deux plaques en éventail sur les piliers antérieurs. 4° Anémie. 5° Céphalalgie. 6° Température atteignant 39° pendant une semaine. 7° Néphrite secondaire. En raison de l'état général de la malade, on commence le traitement par injections de biiodure.	6 janvier 1912. 0,30 Salvarsan.	Vomissement	Les ulcères se mettent à suppurer abondamment. 16 janvier : Toutes les plaies en bonne voie de cicatrisation.	Pilules.	Revu le 27 juillet 1912 : Lymphangite du pied due à durillon infecté. Etat général excellent. Pas de récidive.
Gaston M. 20 ans.	1° Chancre feuillet interne prépuce. 2° Roséole au début.	27 janvier 1912. 0,30 Salvarsan.				

NOM AGE	DATE SYMPTÔMES	INJECTION DATE ET DOSE	SUITES OPÉRATOIRES	RÉSULTATS IMMÉDIATS	TRAITEMENT ULTÉRIEUR	RÉSULTATS ÉLOIGNÉS
Maria P. 22 ans.	Syphilides de la vulve et de l'anus. Traces d'albumine. En janvier 1912 : A accouché d'un hérédo qui meurt en mai 1912 athrepsique.	16 mars 1912. 0,30 Salvarsan. 26 mars 1912. 0,30 Salvarsan.	Vomissement, diarrhée.	19 mars : L'albumine a disparu des urines. 26 mars : Lésions vulvaires améliorées. 4 avril : Guérison.	Pilules.	Revu en juin 1912, » août 1912, » octobre 1912. en très bon état.
Angèle G. 18 ans.	Chancre de la grande lèvre gauche. Roséole au début.	16 mars 1912. 0,50 Salvarsan.	Céphalée. vomissement. N'urine que 48 heures après son injection (eau distillée pure). 3e jour : Polyurie.	21 mars : Chancre diminué de volume. Roséole a disparu. Céphalée.	Pilules.	Revu le 25 avril 1912, en très bon état.
Mlle J. T. 23 ans. (Dr F.)	Roséole papuleuse datant de 3 mois. Plaques anales. Plaques amygdaliennes. Céphalée nocturne. Métrorragies.	21 juin 1912. 0,60 Néosalvarsan intramusculaire.	Injection indolore.	Roséole pâlit et disparait. Tous les autres symptômes s'amendent.		

NOM ÂGE	DATE SYMPTÔMES	INJECTION DATE ET DOSE	SUITES OPÉRATOIRS	RÉSULTATS IMMÉDIATS	TRAITEMENT ULTÉRIEUR	RÉSULTATS ÉLOIGNÉS
Edouard S. 32 ans.	Syphilides papuleuses de l'anus.	19 avril 1912. 0.60 Salvarsan.	T. : 39°,2. Frisson. vomissement	Guérison le 28 avril.	Pilules.	
Charles B. 19 ans 1/2.	Chancre du sillon balano-préputial. Chancre du frein. Roséole au début.	6 juillet 1912. 0.60 Néosalvarsar. 13 juillet 1912. 0,60 Néosalvarsan.	Frisson, diarrhée. T. : 39°,7. Aucune réaction. T. : 36°,8.	13 juillet : Chancres en voie de cicatrisation. Roséole a disparu. Deux selles diarrhéiques quotidiennes depuis 1re injection. 20 juillet : Chancre cicatrisé.	Pilules.	Revu le 10 septembre 1912, » 4 octobre 1912, en bon état.
Germaine W. 22 ans.	Syphilis datant de 3 ans. Traité par 20 injections mercurielles et par pilules. Actuellement : Syphilides pigmentaires des cuisses et du tronc. Syphilides ulcéreuses	21 juillet 1912. 0,60 Néosalvarsan intramusculaire.	Violente douleur dans la cuisse et la jambe dix minutes après l'injection. Garde le lit pendant huit jours.	6 août : Guérison des accidents spécifiques. La douleur de l'injection est encore perceptible.	Pilules.	

NOM AGE	DATE SYMPTÔMES	INJECTION DATE ET DOSE	SUITES OPÉRATOIRES	RÉSULTATS IMMÉDIATS	TRAITEMENT ULTÉRIEUR	RÉSULTATS ÉLOIGNÉS
M. L. 42 ans. (Dr F.).	Chancre du méat. Roséole acneiforme du tronc. Laryngite. Céphalalgie.	3 juillet 1912. 0,60 Néosalvarsan intramusculaire. 10 juillet 1912. 0,60 Néosalvarsan intramusculaire. inject. doul.	Injection douloureuse exigeant séjour au lit pendant 5 jours.	10 juillet. Chancre guéri. Roséole pâlie à eu du paraphimosis.		
X. (Homme)	Plaques buccales et pharyngiennes	10 juillet 1912. 0,60 Salvarsan.		10 juillet. Plaques ont disparu.		
Eugène J. 52 ans. (Dr F.).	Chancre du fourreau Roséole. La contagion remonte en avril 1912.	10 juillet 1912. 0,60 Néosalvarsan. intramusculaire	Injection douloureuse œdème de la fesse et de la cuisse au 4e jour.	Bon résultat.		
Floran B. 20 ans.	Chancre sillon balano préputial. Phimosis. Syphilides des bourses.	6 août 1912. 0,60 Néosalvarsan. 13 août 1912. 0,60 Néosalvarsan.	Frisson : t : 38°5.	13 août. Phimosis est réduit. Chancre en bonne voie de cicat. syphilid. dimin. 29 août. Guér.	Pilules.	Revu le 4 octobre 1912. en bon état.

NOM AGE	DATE SYMPTÔMES	INJECTION DATE ET DOSE	SUITES OPÉRATOIRES	RÉSULTATS IMMÉDIATS	TRAITEMENT ULTÉRIEUR	RÉSULTATS ÉLOIGNÉS
Mlle A. D. 18 ans. (Dr F.)	Syphilides circinées du tronc. L'infection remonte à 5 mois.	Août 1912 : 0,60 Néosalvarsan intramusculaire.	Injection douloureuse	Bon résultat.		
Vincent S.	2 chancres du fourreau à allure phagédénique. Grosse adénite inguinale. Roséole papuleuse du tronc et des membres. Céphalalgie. Ictère spécifique. Sucre dans les urines.	27 août 1912 : 0,30 Néosalvarsan. 9 septembre 1912 : 0,30 Néosalvarsan.		5 septembre : Les deux chancres sont cicatrisés. Roséole disparue sauf quelques papules sur le tronc. L'ictère n'existe plus. Il n'y a plus de sucre dans l'urine.	Pilules.	
M. F. R. 22 ans.	En juin 1912 : Accident initial. Chancre nain. Actuellement : Roséole.	28 août 1912 : 0,30 Néosalvarsan. 11 septembre 1912 : 0.60 Néosalvarsan.		11 septembre Roséole complètement disparue.	Pilules.	Revu le 3 octobre 1912 en bon état.

NOM AGE	DATE SYMPTÔMES	INJECTION DATE ET DOSE	SUITES OPÉRATOIRES	RÉSULTATS IMMÉDIATS	TRAITEMENT ULTÉRIEUR	RÉSULTATS ÉLOIGNÉS
Eugénie M. 16 ans.	Syphilides papulo érosives de la vulve. Roséole du tronc.	20 septembre 1912 : 0,30 Néosalvarsan.		Très amélio-rée le 28 septembre.	Pilules.	
Maurice H. 16 ans.	Chancre. Phimosis. Balanite. Roséole maculeuse à très larges éléments du tronc et des membres.	20 septembre 1912 : 0,50 Néosalvarsan. 26 octobre 1912 : 0,60 Néosalvarsan.		28 septembre : Phimosis est réduit Chancre cicatrisé. Roséole pâlie.	Pilules.	
Albéric C. 23 ans	Chancre fin, juillet 1912. Roséole papu-leuse généralisée.	4 octobre 1912 : 0,60 Néosalvarsan. 19 octobre 1912 : 0,60 Néosalvarsan.	Violente réaction de Herxheimer vomissement diarrhée. T. : 39°,9.	Roséole disparue 8 jours après la première injection.		
Germaine F.	Plaques vulvaires.	8 octobre 1912 : 0,60 Néosalvarsan.		20 octobre guérison.		

NOM AGE	DATE SYMPTÔMES	INJECTION DATE ET DOSE	SUITES OPÉRATOIRES	RÉSULTATS IMMÉDIATS	TRAITEMENT ULTÉRIEUR	RÉSULTATS ÉLOIGNÉS
colspan table title						

SYPHILIS TERTIAIRE

NOM AGE	DATE SYMPTÔMES	INJECTION DATE ET DOSE	SUITES OPÉRATOIRES	RÉSULTATS IMMÉDIATS	TRAITEMENT ULTÉRIEUR	RÉSULTATS ÉLOIGNÉS
Eugène R. 35 ans.	Syphilis datant de 5 ans. 3 ulcères de jambe.	26 mai 1911. 0,50 Salvarsan. 7 août 1911. 0,50 Salvarsan.		En juin guérison.		Revu le 7 août 1911 : Récidive : Les ulcères cicatrisés se sont reproduits.
Marie B. 34 ans.	Syphilides pustulo-ulcéreuses du dos. Large ulcère de l'épaule droite.	18 juillet 1911. 0,50 Salvarsan.				
Louis G. 38 ans.	Glossite tertiaire sillon médian du dos de la langue.	20 juillet 1911. 0,50 Salvarson.				
Alice C. 39 ans.	Syphilis datant de 6 ans. Vaste ulcère à la région de la malléole externe de la jambe droite.	14 septembre 1911. 0,50 Salvarsan. 25 septembre 1911. 0,50 Salvarsan.		25 septembre guérison presque complète.		
Elisa L.	Lésion gommeuse du rebord alveolodentaire droit envahissant la muqueu-	4 avril 1911. 0,50 Salvarsan.				

NOM AGE	DATE SYMPTÔMES	INJECTION DATE ET DOSE	SUITES OPÉRATOIRES	RÉSULTATS IMMÉDIATS	TRAITEMENT ULTÉRIEUR	RÉSULTATS ÉLOIGNÉS
Germaine M. 23 ans.	Ulcères de jambe. Soigné en novembre 1910 par injections de Biiodure. Guérison. Novembre 1911, les ulcères se sont re-produits. Ils sont au nombre de 2	25 novembre 1911 0,30 Salvarsan 16 décembre 1911 : 0.20 Salvarsan 30 mars 1912 : 0.50 Salvarsan		16 décembre 1901 : En bonne voie de guérison 12 avril : Guérison complète.	Ki et Pilules.	Revue le 5 mars 1912. La malade n'a pas suivi le traitement mixte qu'on lui avait conseillé. Récidive. Ce sont ses mê-mes ulcères qui se sont rouverts. On fait une 3me injection et on ordonne le traitement mixte. Revue le 16 septembre 1912 en bon état.
Suzanne L. 25 ans.	3 ulcères jambe droite.	26 octobre 1911 : 0.40 Salvarsan 14 novembre 1911 : 0,40 Salvarsan.	Intolérance. Malaises durant 3 jours Décès au 7me jour après l'in ection.	Les ulcères sont guéris des 2/3 après 1re injection.		
X... (Homme)	Ulcération spécifique de la voûte palatine.	29 octobre 1911 : 0.40 Salvarsan.				
J.-B. F. 47 ans.	2 gommes de la ré-gion latérale et ex-terne du genou. L'une des deux est ulcérée.	9 janvier 1912 : 0,45 Salvarsan.		En 15 jours guérison complète de 2 gommes mais intoxication arsenicale se traduisant par élévation de tempéra-ture, céphalée pendant	Ki.	Revue le 15 mars 1912. A négligé de prendre le KI ordonné : léger récidive sous forme d'une ulcéra-tion survenue sur la cica-trice d'une de ses ancien-nes gommes. Mis au traitement ioduré.

NOM AGE	DATE SYMPTÔMES	INJECTION DATE ET DOSE	SUITES OPÉRATOIRES	RÉSULTATS IMMÉDIATS	TRAITEMENT ULTÉRIEUR	RÉSULTATS ÉLOIGNÉS
Victorine O. 20 ans.	Syphilis ignorée. Gomme ulcérée du tendon du triceps (coude droit). Il y a deux ans kéralite interstitielle spécifique. Vestiges : 2 taies de la cornée.	6 janvier 1912. 0,50 Salvarsan.		5 février 1912. Guérison Il demeure seulemt une légère rétraction du tendon du triceps entraînant une limitation des mouvements du coude.	Ki.	Revoit la malade tous les 15 jours jusqu'en avril 1912. En bon état.
Mélanie O.	Syphilis ignorée, ulcération de la grandeur d'une pièce de 0 fr. 50. Jambe droite. Résistant à tous les traitements locaux Ne diminuant que lentement avec le traitement mixte.	6 janvier 1912. 0,40 Salvarsan.		14 janvier. Guérison complète.		Revu 19 juillet 1912, dans le service de médecine pour troubles de la ménopause. Aucun accident spécifique.

NOM AGE	DATE SYMPTÔMES	INJECTION DATE ET DOSE	SUITES OPÉRATOIRES	RÉSULTATS IMMÉDIATS	TRAITEMENT ULTÉRIEUR	RÉSULTATS ÉLOIGNÉS
Charles F. 24 ans.	Syphilis ignorée. Plaque de la lèvre supérieure. Voûte perforation à droite s'étendant depuis la canine jusqu'aux premières molaires. Sur la ligne médiane sequestre mobile en battant de cloche adhérent par le haut au vomer. gauche, seconde perforation. Le voile et la luette disparus en totalité sauf un pont à droite. Piliers antérieurs déchiquetés. Aspect adénoïdien élargissement de la base du nez.	14 Mars 1912. 0,60 Salvarsan. 23 mars 1912. 0,6 0 Salvarsan.	Céphalée, frisson diarrhée.	27 mars. Nez redenu normal extérieurement. Le malade ne respire plus la bouche ouverte.	Ki.	Revu 19 juillet. En bon état. Le sequestre central s'est éliminé lentement.

NOM / AGE	DATE / SYMPTÔMES	INJECTION / DATE ET DOSE	SUITES / OPÉRATOIRES	RÉSULTATS / IMMÉDIATS	TRAITEMENT / ULTÉRIEUR	RÉSULTATS / ÉLOIGNÉS
L. (homme) 32 ans.	Syphilis datant de 3 ans. Actuellement : Douleurs ostéocopes dans les tibias. Syphilides maculeuses. Quelques papules dans le sillon interfessier.	7 mars 1912. 0,50 Salvarsan. 16 juillet 1912. 0,50 Néosalvarsan.	Violente réaction, vomissement, diarrhée. T. : 39°,8. Herpès buccal. Frisson, céphalée, éblouissements, perte de connaissance. T. : 38°9.	27 avril : Les douleurs ostéocopes ont disparu ainsi que les papules.	Pilules.	Revu en juin 1912 : Neurorécidive : surdité de l'oreille gauche. On fait une 2° injection de 606. Revu en septembre 1912 : Surdité absolue.
X. (homme) 35 ans.	Syphilis datant de 10 ans. Lésions ulcéreuses à la jambe gauche.	16 juillet 1912. 0,50 Néosalvarsan.				
D. (homme) 24 ans.	Syphilis datant de 3 ans. Antécédents tuberculeux. Ulcère spécifique de l'avant-bras.	16 mars 1912. 0,30 Salvarsan. 30 avril 1912. 0,40 Salvarsan.	T. : 38°2. Aucune réaction.	30 avril 1912 : complètement guéri.		Revu le 6 mai en bon état.

NOM AGE	DATE SYMPTÔMES	INJECTION DATE ET DOSE	SUITES OPÉRATOIRES	RÉSULTATS IMMÉDIATS	TRAITEMENT ULTÉRIEUR	RÉSULTATS ÉLOIGNÉS
Edouard M. 51 ans.	Ulcère de jambe datant de 6 ans favorablement influencé par le sirop de Gibert.	27 avril 1912. 0,30 Salvarsan.		6 mai. Ulcère complètement cicatrisé.	Ki.	
S. (Homme).	Gomme de l'avant-bras droit. Syphilis de 4 ans.	27 avril 1912. 0,50 Salvarsan.		6 mai. Guérison.	Ki.	
Léon D. (Dr F.).	Chancre en novembre 1911 soigné par 30 injections de sel soluble. Actuellement : Gomme des jambes. Adénite cervicale, existant depuis décembre 1911.	19 juillet 1912. 0,60 Néosalvarsan intramusculaire.	Injection très douloureuse.	1er août 1912. Adénite diminuée des 2/3 Gommes cicatrisées.		
Louis D. 27 ans.	Syphilis contractée au régiment, soigné par injections d'huile grise. Actuellement : Vaste ulcère de la jambe droite datant de 3 mois.	6 août 1912. 0,30 Néosalvarsan.	Frisson. nausées, t : 38°5	31 août. Guérison.	Ki. et pilules.	

NOM AGE	DATE SYMPTÔMES	INJECTION DATE ET DOSE	SUITES OPÉRATOIRES	RÉSULTATS IMMÉDIATS	TRAITEMENT ULTÉRIEUR	RÉSULTATS ÉLOIGNÉS
Fernand D., 27 ans.	Syphilis datant de 3 ans, soigné par injections mercurielles. Actuellement : Ulcère face antéro-interne de la jambe au 1/3 supérieur, existant depuis 3 mois.	6 août 1912. 0,30 Néosalvarsan.		30 août. Guérison.	Ki.	
Adrienne B., 48 ans.	Syphilis de 28 ans, traité par pilules pendant 2 mois. Actuellement : Glossite tertiaire, langue parquetée augmentée de volume. La parole et la mastication sont difficiles.	20 août 1912. 0,40 Néosalvarsan. 29 août 1912. 0,60 Néosalvarsan.		4 septembre 1912 la langue est plus mobile, la parole et la mastication sont plus faciles. Diminuée de volume. Sillons moins profonds.	Ki.	Revue en octobre 1912 en bon état.
Auguste A., 48 ans.	Vaste ulcère jambe droite région de la malléole externe. Syphilis de 5 ans.	29 août 1912. 0.60 Néosalvarsan.		18 septembre. Guérison complète.		
Sophie S.,	Ulcère palatin.	19 octobre 1912.		26 octobre.		

Avant de passer à l'étude d'ensemble des différentes observations, mentionnées plus haut, nous en détacherons deux qui nous paraissent offrir un intérêt spécial. Ce sont, d'une part, l'histoire du cas de mort que nous eûmes ; d'autre part, celle d'une neurorécidive.

Suzanne L...., 25 ans, laveuse.

AH. — Mère en bonne santé. Père mort cause inconnue.

AC. — Une sœur de 20 ans en bonne santé.

AP. — Aucune maladie antérieure.

Maladie actuelle. — La malade arrive à l'hôpital se plaignant de trois ulcères de la jambe droite à bords circinés, à fond rouge jambonné. Le plus gros est de la dimension d'une pièce de cinq francs, le plus petit d'une pièce de deux francs. Deux siègent sur la face interne de la jambe à cinq centimètres environ de la malléole interne. Le troisième siège au même niveau, mais sur la face externe de la jambe.

Ces lésions existent depuis près de deux ans, elles ne furent jamais douloureuses, n'ont aucune tendance à la cicatrisation. Jusqu'à l'heure actuelle le traitement a consisté en pommades à l'oxyde de zinc, aristol, en lavages à l'eau oxygénée, nitrate d'argent, tout cela sans résultat.

D'autre part, la malade n'avoue pas sa syphilis, elle n'a aucun souvenir ni de son accident initial, ni des secondaires. Elle dit seulement, qu'il y a deux ans, elle éprouva de violentes douleurs ostéocopes dans les tibias.

Enfin, elle semble douée d'une excellente santé. Elle pèse à son entrée à l'hôpital 75 kilos. L'examen rapide de ses organes ne nous permet pas de supposer qu'aucun d'eux soit taré. Elle n'a pas d'albumine, pas de sucre dans les urines.

Ayant fait le diagnostic d'ulcères spécifiques nous pratiquons, le 26 octobre 1911, une première injection intraveineuse de 0,40 centigrammes de salvarsan. Celle-ci n'est marquée par aucun incident.

Le soir quelques nausées, pas de vomissements.

Mais le lendemain, le surlendemain et ainsi pendant trois ou quatre jours après son injection la malade se plaint de céphalée, de pesanteurs d'estomac, de nausées ; elle ne mange presque pas et garde le lit une grande partie de la journée. A cela se mêle l'idée d'être soignée par le même remède que les filles publiques, de sorte que l'on démêle difficilement l'action du médicament de l'influence de l'esprit. Cet état dure ainsi trois ou quatre jours sans être jamais alarmant puis tout se dissipe.

Les lésions se trouvent très améliorées. Rapidement elles se cicatrisent. Au moment de la seconde injection elles sont environ réduites des deux tiers.

La malade se déclare maintenant très satisfaite du remède, de sorte que, pour continuer la cure, nous n'hésitons pas à pratiquer une deuxième injection intraveineuse de Salvarsan le 14 novembre 1911. En même temps on injecte trois autres malades avec le même sérum, la même quantité de soude, absolument dans les mêmes conditions.

Aucun incident durant cette injection, aucun malaise le soir même. Le lendemain, le surlendemain il en est de même. La malade ne garde pas le lit, elle ne se plaint pas, elle cause avec ses voisines, elle s'occupe de travaux dans l'hôpital, va même jusqu'à cirer le parquet. Son appétit est celui de tous les jours. Rien ne semblait faire prévoir ce qui allait advenir.

Le 17 novembre au matin de quatrième jour après l'injection) elle éprouve une légère sensation de lassitude et décide de garder le lit (Ce malaise fut certainement très léger : elle en dit, en effet, un mot à la sœur de charité, mais n'avertit pas l'interne de service. De plus, elle accepte son repas comme à l'ordinaire).

A 11 heures et demie du matin de ce même jour, alors qu'assise sur son lit, elle était en train de manger, elle pousse de toute sa voix un grand cri, laisse échapper l'assiette qu'elle tenait à la main, tombe étendue dans son lit avec perte absolue de la connaissance, et, immédiatement tout son corps est agité de convulsions toniques d'une durée assez brève, une demi minute environ. Tous les muscles du corps sont en extension, les yeux révulsés.

Ensuite la malade est prise de grandes convulsions

cloniques, la face est vultueuse, la respiration rapide.
En même temps on constate qu'elle a fait une émission
involontaire d'urine et de matières fécales.

Cet état cesse au bout de trois à quatre minutes.
La malade tombe alors dans le coma avec la face
bouffie, rouge, la salive s'échappant constamment des
coins de sa bouche, les conjonctives injectées, une
respiration en soufflet de forge.

A partir de ce moment la malade demeure plongée
dans le coma. Ce dernier n'est interrompu que par de
nouvelles crises épileptiformes. Elles sont au nombre
de quatre durant cette journée.

Le soir à 6 heures la température est de 38°8.

Sa famille étant venu voir notre malade dans l'a-
près-midi, nous apprend que jamais celle-ci n'eut des
crises épileptiformes durant sa vie. Jamais, d'autre
part, parmi les membres de sa famille il n'y eut un
épileptique.

La nuit qui suivit fut coupée par trois ou quatre nou-
veaux accès.

Le lendemain matin la malade est toujours plongée
dans le coma, dont elle ne sortira plus du reste. Sa
température est maintenant de 39°,8. Son pouls très
fort bat à 150. Sa face est encore plus bouffie, plus
rouge, sa respiration aussi bruyante. Elle est en proie,
durant cette journée, à de nouvelles crises qui d'après
celles qui l'assistent, semblent débuter par le membre
supérieur gauche. Pendant quelques secondes, de pe-
tites convulsions agitent ce bras, puis rapidement se

généralisent au corps entier, comme dans le tableau
de l'épilepsie jacksonienne.

Nous sondons la malade pour examiner de nouveau
ses urines. Nous l'envoyons au laboratoire : Pas d'albumine. Le chiffre de l'urée au litre par 24 heures, qui
avant l'injection était de 16, est maintenant de 9,2.

Les crises furent durant cette journée au nombre de
cinq à six. La malade se mordit la langue au cours
d'une de celles-ci.

Le soir la température atteint 41°.

Le 19 novembre, la malade est toujours dans le
même état. Les accès convulsifs ont une durée plus
courte, mais ils tendent à devenir subintrants. Ils sont
au nombre d'une dizaine durant cette journée.

La température au matin est de 41°, le soir 41°,1.

A huit heures du soir la malade meurt.

TRAITEMENT. — Pendant toute la durée de cet
accident, nous bornâmes notre thérapeutique à quelques lavements de chloral que la malade rejeta du
reste. Peut être quelques ponctions lombaires auraient-
elles été utiles, mais pour nous il était trop tard.

AUTOPSIE. — L'autopsie nous permit de constater
les lésions suivantes :

Les méninges sont congestionnées. Au niveau du
lobe quadrilatère, en deux endroits, sur une longueur
de deux centimètres environ on constate des épaississe-
ments méningés correspondant, sans doute, à des ves-

liges de méningo-encéphalite spécifique ancienne. On voit un second épaississement méningé au niveau du sillon de Rolando.

Le cerveau est fortement congestionné.

Foie. — Volume et poids normaux, congestionné.

Reins. — Augmentés de volume, très congestionnés. On note quelques hémorragies sous-capsulaires.

En résumé, les organes examinés présentent seulement un état congestif très net.

CRITIQUE

Voilà une malade qui est morte dans les circonstances relatées plus haut. Tout d'abord il y a une question qu'il faut, malgré tout, se poser :

« La malade est-elle vraiment morte, comme nous le pensons, du fait de son injection d'arsénobenzol, n'aurait-elle pas pu succomber à une autre cause ? »

Les symptômes qui ont accompagné sa mort font surtout penser à deux choses : l'épilepsie, la méningite aiguë.

Nous les examinerons brièvement :

L'épilepsie. — Il est évident que la malade n'est pas morte d'épilepsie essentielle ; ce n'était pas, au dire de ses parents, une épileptique ; il n'y avait, d'autre part, dans sa famille aucun antécédent qui puisse y faire songer. Enfin et surtout, des phénomènes épileptifor-

mes survenant aussi brusquement, s'accompagnant
d'une forte élévation de température, en trois jours,
entraînant la mort ; ces phénomènes, à notre savoir,
ne sont pas de l'épilepsie.

L'épilepsie écartée, reste la méningite. Mais il ne
faudrait pas croire que notre pensée soit de nier que
notre malade n'ait pas succombé à des accidents mé-
ningitiques. Nous sommes, au contraire, persuadés
que des lésions méningées provoquées par l'arsénobenzol furent une des causes de sa mort. Nous voulons
seulement discuter l'idée d'une méningite aiguë, banale. Remarquons d'abord que notre malade ne présentait pas de suppuration de l'oreille moyenne, qu'elle
n'avait eu auparavant aucune affection qui, par une
infection à distance, puisse être l'origine de sa méningite.

En plus, si parmi les symptômes décrits plus haut,
il en est qui sont des symptômes méningés, l'ensemble
ne forme pas le tableau classique de la méningite. Le
début brusque, l'incontinence des matières rempla-
çant la constipation habituelle, le coma s'établissant
d'emblée, tout cela doit nous faire penser à une autre
chose qu'une méningite banale.

La cause déterminante de la mort est l'intoxication
arsenicale. Ici tous les symptômes rapportés plus haut
cadrent avec cette hypothèse. L'histoire de notre malade est celle presque mot pour mot des cas déjà pu-
bliés : Même laps de temps écoulé entre l'injection et

l'accident, même début foudroyant, mêmes crises épileptiformes, même coma, le plus souvent même ter-
minaison.

Il ne peut y avoir aucun doute.

L'arsénobenzol a déterminé la mort, mais comment ?
Ceci dépasse de beaucoup notre compétence. Nous
nous bornerons à ces quelques mots : L'arsénobenzol
paraît être surtout un poison du rein, un poison du
système nerveux. Notre malade n'est pas morte d'uré-
mie (elle a toujours uriné, elle n'a présenté à aucun
moment d'albumine dans les urines). C'est donc le
système nerveux qui a dû être frappé. L'élévation de
la température, les crises d'épilepsie jacksonienne, les
lésions trouvées à l'autopsie nous ont confirmé dans
cette idée. Notre malade semble avoir succombé à une
méningo encéphalite.

Enfin une dernière question, la plus importante,
celle dont la solution nous sera peut-être un enseigne-
ment :

« Y a-t-il eu faute commise ? Que ferons-nous pour
éviter le retour d'un pareil accident ? »

Il ne fut pas commis de faute de technique, puis-
que trois autres malades, injectés le même jour dans
des conditions identiques, n'éprouvèrent aucun trou-
ble.

La dose employée ne fut pas trop forte. 0,40 centigrammes peuvent au contraire être classés dans les
faibles doses, étant donné l'âge, le poids, la bonne
santé apparente du sujet.

Ce n'est pas le fait que l'injection a été répétée à intervalle trop court : il s'est écoulé 19 jours entre les 2 injections.

L'accident n'est pas du à une idiosyncrasie, puisqu'une première injection avait été bien supportée.

Il semble donc qu'il n'y eut pas de faute commise. Tout au plus peut-on dire ceci : L'injection qui a provoqué la mort n'était pas nécessaire, elle ne s'imposait pas ; un traitement ioduré aurait à lui seul achevé la cicatrisation des lésions. Il y a donc eu abus de la médication arsenicale.

Il est un fait dont on est frappé lorsqu'on parcourt un compte rendu des divers accidents mortels produits par l'arsénobenzol, fait sur lequel M. le professeur Audry a attiré l'attention, c'est la fréquence des accidents à la deuxième et troisième injection, le petit nombre d'accidents survenant après la première injection, sauf le cas de faute grossière. Il est permis d'en conclure comme l'écrit M. le professeur Audry dans la *Province Médicale* du 13 janvier 1912.

« Je crois qu'on m'accordera sans difficulté que : moins on fera d'injections d'arsénobenzol, moins on rencontrera d'accidents. On ne doit jamais pratiquer d'injection de luxe ni de complaisance. Comme s'il s'agissait d'une cure mercurielle intensive, il faut une indication à une injection d'arsénobenzol, et la moindre de ces indications est l'existence d'accidents syphilitiques appréciables. On a fait connaître l'histoire de deux anciens syphilitiques qui, ne présentant pas de manifestations, reçurent une injection et moururent : à mon avis, il y eut là faute. On ne devait pas faire ces injections, et il y aurait eu deux décès de moins.

Donc : injecter le moins de malades possible. »

En outre nous ajouterons à cela que, en ce qui concerne notre malade elle avait présenté de l'intolérance, après sa première injection : La courbature générale, la perte de l'appétit, la céphalée persistant trois à quatre jours : cela c'est de l'intolérance. Dorénavant cela seul pour nous, commandera de ne pas récidiver l'injection (1).

Enfin en dernier lieu n'oublions pas que notre malade était une tertiaire. Chez ces derniers il semble que l'arsénobenzol doit être manié très prudemment. Le remède étant un poison pour les centres nerveux,

_____

(1) Un autre fait en faveur de la même idée : un de nos malades Émile C., 25 ans, porteur d'un chancre subit le 21 janvier 1912. 0,60 centigrammes Salvarsan intraveineux. Le quatrième jour après l'injection, violente céphalée obligeant le malade à s'aliter. Cette céphalée persiste ainsi 4 jours. On revoit le malade le 16 mars, c'est à dire un mois et demi après son injection. Une seconde injection prophylactique des accidents secondaires nous semble nécessaire, néanmoins en raison de l'intolérance présentée plus haut et instruit par notre cas de mort, nous n'injectons que 0,25 centigr. intraveineux le 16 mars. Le résultat fut un accident, léger à la vérité : ce fut une violente céphalée et une desquamation scarlatiniforme en masse de la paume des mains et de la plante des pieds (aucun symptôme de scarlatine). Pour nous, si sans tenir compte de l'intolérance présentée par le sujet, dix jours après la première injection on en eut pratiqué une seconde de 0,60 centigr., notre conviction est qu'on aurait eu à déplorer un accident grave.

il semble évident que, pour être bien supporté par ces mêmes centres, il faut que ceux-ci soient en bon état. Or dans le cas de syphilis tardive l'intégrité absolue du système nerveux peut difficilement être affirmée. Cela aussi commande la prudence (1).

Pour nous résumer, il ne semble pas que dans l'observation ci-dessus il y ait eu faute, si du moins l'on admet qu'une seconde injection fut nécessaire. Nous pensons maintenant que cette dernière était inutile. C'est là que fut le tort. Notre excuse : ce sont les milliers d'injections semblables qui furent pratiquées sans indication plus formelle.

Pour terminer, la morale thérapeutique de cet accident nous semble devoir être celle-ci.

1° Veiller avec le plus grand soin aux signes dénotant une intolérance après la première injection, ne pas réinjecter dans ce cas, même après un long espace de temps comme 20 jours ;

(1) Nous pourrions encore citer à l'appui de ce dire le fait suivant :

Jean-Baptiste F..., 47 ans ; gommes de la région latérale et externe du genou, subit, le 9 janvier 1912, 0,45 centigr. Salvarsan intraveineux. Le 18 janvier, subitement, inappétence, nausées, courbature générale, vertiges, éblouissements, violente céphalée, état voisin de la stupeur, t : 39·8. Cet état persiste ainsi pendant des semaines avec des rémissions et des retours. La courbature générale, la céphalée demeurent jusqu'à la fin. Le 22 janvier la température tombe à 37· pour remonter le 23 au soir à 38·5 et le 26 à 39·9. Petit à petit l'état s'améliore : le 7 février t = 38·6 ; le 15 février 38·1 ; le 22 février 38·. A partir de ce moment tous les symptômes cèdent.

2° Être très prudent chez les syphilis anciennes ;

3° Surtout, ne pas faire d'injections multiples, pas d'injections de luxe.

M. L., 32 ans.

AH. Parents en bonne santé.

AC. Trois frères et une sœur en bonne santé.

AP. Aucune maladie antérieure.

Syphilis datant de trois ans — il eût successivement : « chancre induré du sillon balano préputial ; roséole d'une durée de trois mois ; une plaque muqueuse buccale ; syphilides ulcéreuses des membres dont on voit encore les cicatrices ; une plaque muqueuse conjonctivale ; au moment de son exanthème il nous dit que sa température atteignit 39° pendant huit jours, il semble donc avoir été touché par une syphilis assez sévère et malgré un traitement énergique a eu toujours, depuis trois ans des manifestations spécifiques.

Il a fait successivement les traitements suivants :

Enésol, 30 injections ;

Protoiodure, 120 pilules, est allé jusqu'à 0,12 centigrammes par jour ;

Calomel, 2 injections de 0,05, amélioration ;

Enésol, une nouvelle série ;

Benzoate de mercure, 30 injections ;

Frictions à l'onguent double ;

Kr, 1 gramme par jour ;

Hectine en injections fessières, par voie buccale ;

Enfin quelques injections d'hermophényl.

Actuellement il se présente avec des syphilides ma
culeuses cuivrées envahissant tout le tégument. Quelques syphilides papuleuses dans le sillon interfessier.
Il se plaint en outre de douleurs ostéocopes dans les
tibias.

Le 7 mars 1912 nous lui injectons 0,50 centigrammes Salvarsan intra-veineux. Le soir de l'injection très
forte réaction, vomissements, diarrhée, frisson. La
température monte à 39°8, le lendemain matin tout est
disparu, 36°4, herpès buccal survient le lendemain.

Revu le 27 avril 1912 : les douleurs ostéocopes ont
disparu, les syphilides papuleuses ont guéri, les macu-
leuses sont encore visibles. En second lieu le malade
a notablement engraissé, état général très satisfaisant.
Il s'est mis au traitement mercuriel pilulaire que nous
lui avions conseillé.

On revoit le malade le 22 juin 1912.

Voici l'accident dont il fait le récit. Il y a une
dizaine de jours il éprouva une névralgie violente
dans la région pariétale gauche. Cette névralgie dura
deux ou trois jours, puis la douleur se déplaça et se
localisa à l'oreille gauche. Enfin un ou deux jours plus
tard le malade devint complètement sourd de cette
même oreille, il attendit huit jours ainsi, puis rentra
à l'hôpital : à ce moment, pendant un jour et une nuit

il est pris de vomissements abondants. Pas de température : Il est évident qu'il s'agit d'une neurorécidive.

Le malade nous apprend qu'il avait cessé son traitement pilulaire depuis un mois et demi avant le début
de son accident. De plus, ce traitement avait été très
intermittent, il avait été seulement absorbé depuis le
mois de mars 40 pilules de protoiodure.

On fait a ce malade une série de 20 injections de
benzoate de mercure. Sous l'influence de ce traitement
il se produit une lente amélioration : les vertiges dis-
paraissent, la surdité est amoindrie, il peut entendre
faiblement le tic tac d'une montre, ce qui lui était
impossible une semaine plus tôt. A ce moment, le 16
juillet 1912, nous faisons une injection intra-veineuse
de 0,50 centigrammes de Néosalvarsan.

La température à 6 heures du soir était de 36°9. A
11 heures du soir le malade est pris d'un léger malaise, qui va s'accentuant dans le courant de la nuit.
Bientôt il a des nausées, des vomissements, de la diarrhée, de violents frissons. Toute la nuit il ne dort pas.
A 7 heures du matin sa température est de 38°9. Bientôt
son état va en s'aggravant, il éprouve une céphalagie intense, il a des bourdonnements et des sifflements d'o-
reille. Puis il tombe prostré dans son lit. A 10 heures du
matin le malade est incapable de répondre aux ques-
tions. Il n'entend pas, il ne semble pas comprendre
les gestes qui lui sont faits. Plus tard il nous dit qu'il
eut quelques éblouissements d'abord, puis que bientôt
après il ne distingua plus les objets, sans pour cela

perdre connaissance. Il est dans un état de stupeur. Nous le voyons à ce moment là et il nous donne l'impression d'être dans un état très grave.

Il a la face bouffie, rouge, comme élargie transversalement. Il a de l'empatement le long de son sterno-cleidomastoïdien gauche, au voisinage de la mastoïde (?).

Assez rapidement cet état se dissipe — sueur en masse, polyurie, diarrhée (il va six fois à la selle dans la journée). Le soir température : 36°5. Néanmoins sa cephalgie est encore très intense, atroce, il a de la difficulté à l'élocution, il voit comme un brouillard au devant des objets. Un peu d'albumine dans les urines. La nuit et les jours suivants son état va de plus en plus en s'amendant jusqu'a redevenir normal.

Sa face reste néanmoins bouffie pendant quelques jours, son empatement mastoïdien, remarqué par le malade lui même, et qui n'existait pas avant l'injection disparaît peu à peu.

Le résultat de cette injection, résultat inattendu fut celui-ci : Surdité absolue de l'oreille malade, surdité qui, rappelons le, s'améliorait sous l'influence du traitement mercuriel.

Nous revoyons le malade en septembre 1912, deux mois après son injection. Le résultat que nous pouvons considérer comme définitif est toujours le même : surdité absolue de l'oreille gauche.

CRITIQUE

Cette observation nous montre ceci.

1°) Elle est un fait de plus en faveur de la pensée de M. le professeur Audry et que nous nous permettrons de résumer ainsi. « La fréquence des neurorécidives paraît due à l'insuffisance ou à l'absence du traitement mercuriel ».

2°) Elle nous montre une fois de plus que, dans les syphilis anciennes, l'arsénobenzol peut être dangereux.

3° Enfin le Néosalvarsan, contrairement à l'opinion courante, ne semble pas moins toxique que son aîné. Il fut seulement injecté en effet 0,50 centigrammes de Néosalvarsan, correspondant à 0,25 centigrammes de Salvarsan, à un malade robuste, dans la force de l'âge, et dont l'état s'améliorait au moment de cette injection. Et pourtant une si faible dose d'une forme d'arsénobenzol réputée peu toxique, nous donna une intoxication grave.

CONCLUSIONS

Suites Opératoires. — Sauf les cas décrits plus haut, elles furent normales. Nos malades présentèrent le soir de l'injection les accidents généraux connus : nausées, vomissements, diarrhée, frissons, élévation de température. D'une façon générale ces accidents généraux furent ce qu'était l'infection syphilitique : très accusés au stade de généralisation de la vérole, moins marqués ou nuls à la période de chancre ou de syphilis ancienne.

Sur les lésions elles-mêmes, l'arsénobenzol nous donna à peu près les mêmes résultats que ceux des autres observateurs. Comme tous ceux qui ont fait usage du 606, et, actuellement c'est une banalité que d'avoir a le redire, nous avons été témoins de la rapidité d'action du produit, de sa grande valeur en tant que remède de symptômes. Il est néanmoins certains accidents qui nous parurent offrir une plus grande résistance et parmi eux le chancre et l'adénite satellite de celui-ci. En revanche tous les accidents secondaires furent toujours remarquablement influencés.

Accidents locaux. — Nous n'eûmes en fait d'accidents locaux que d'assez nombreuses indurations veineuses au point injecté, indurations « indolentes et qu'il faut rechercher pour les percevoir, le malade ne les accusant presque jamais » comme l'écrit le professeur Audry.

Nous n'eûmes jamais de sphacèle de la région, tout au plus lors du passage de l'arsénobenzol dans les tissus périveineux, un peu de rougeur et d'empâtement cédant des pansements humides.

Résultats éloignés. — Ce sont d'une part les résultats modérément éloignés, ceux que nous avons pu constater, d'autre part les résultats franchement tardifs que nous ne soupçonnons même pas et dont ne dirons rien.

Sur quatre-vingt six malades injectés, nous en avons revu seulement vingt-sept après un terme minimum de trois mois. Les uns ont suivi un traitement mercuriel ou ioduré après leurs injections, les autres n'ont subi aucune sorte de traitement.

Huit malades ont suivi le traitement mercuriel ou ioduré. Aucun n'a eu jusqu'à l'heure actuelle la moindre récidive.

Dix-neuf autres malades n'ont point suivi le traitement. Sur ces derniers, treize ont eu des récidives. Six n'ont eu jusqu'à ce jour aucun accident nouveau.

En résumé, sur vingt-sept malades, il y en eut à peu près la moitié qui firent des récidives. Toutes ces ré-

cidives survinrent chez ceux n'ayant pas suivi le traitement mercuriel.

Si, sur un aussi petit nombre de malades revus, il
nous était permis de faire quelques constatations, nous
ne manquerions pas d'être frappé des deux faits suivants :

D'une part l'énorme proportion des récidives : à
peu près un malade sur deux.

D'autre part l'absence de récidive chez les sujets
mercurialisés.

De là à dire que, la grande proportion des récidives
s'explique par l'absence du traitement mercuriel, il
n'y aurait qu'un pas. Nous en déduirons donc la néces-
sité de ce traitement mercuriel.

Si de ces quelques constatations, on nous permettait
enfin de conclure, nous rapprocherions d'une part le
fait observé plus haut, reconnu de tous, à savoir que
l'arsénobenzol est un excellent remède symptomatique,
de ce second fait-ci, que le mercure semblant prévenir
les accidents ultérieurs paraît constituer un bon traite
ment de fond.

Ces deux résultats sembleraient s'accorder pour jus-
tifier contre la syphilis, la thérapeutique suivante.

1°) Emploi du 606 limité aux accidents de la vérole,
en insistant surtout sur les précoces à cause des avan-
tages connus : à la période du chancre abortion possible ; à la période secondaire, réduction de durée des
accidents contagieux et par conséquent chances de

contamination diminuées pour les environnants. Nous ferions à cet emploi les réserves suivantes :

Agir avec prudence contre les accidents tardifs, période où l'avantage est moindre, le risque plus grand.

Ne pas faire plusieurs injections, sauf la période de chancre où plusieurs injections semblent assurer un meilleur avenir pour le malade.

2°) En second lieu la trame du traitement serait assuré par le mercure qui, dans les syphilis normales, pourrait être employé sous forme de pilules.

Ce mode d'emploi du 606 est celui que M. le professeur Audry utilise à la clinique de Toulouse, c'est celui qu'il nous conseilla après l'accident que nous eûmes, et que nous avons appliqué sitôt après ce dernier. S'il nous était permis d'élever un avis, nous dirions que pour nous, c'est celui qui nous a paru s'accorder le mieux avec les qualités que nous reconnaissons au remède, avec ses dangers que nous avons malheureusement éprouvés.

Tel qu'il est il nous semble présenter pour le malade un mode d'administration simple. Des résultats aussi satisfaisants que toute autre méthode.

Le minimum de risques.

NÉOSALVARSAN

En ce qui concerne le Néosalvarsan, dont nous n'avons fait qu'une vingtaine d'injections, il nous a semblé remarquer :

1°) Que l'injection intramusculaire de Néosalvarsan est presque aussi douloureuse que celle de Salvarsan.

2°) Que c'est une erreur de croire que le Néosalvarsan est moins toxique que le Salvarsan. C'est avec une faible dose de Néosalvarsan que nous eûmes dans l'observation précitée une aussi forte intolérance. De même avec le Néosalvarsan nous avons eu des élévations de température, des réactions générales aussi fortes qu'avec le Salvarsan, sinon plus, étant donné que nous avons usé seulement que d'injections de 0,60 de Néosalvarsan.

M. le professeur Audry qui a utilisé les doses correspondant à 0,60 de Salvarsan, a eu plusieurs intoxications et est convaincu que la toxicité de ce produit est supérieure à celle du Salvarsan.

3°) Quant à l'action elle nous a semblé à peu près identique.

En résumé aucun avantage pour le malade.

Un seul pour l'opérateur c'est la préparation plus simple.

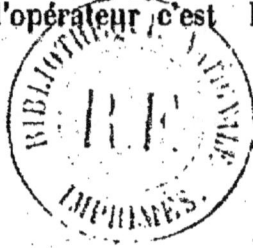

———

Toulouse. — Ch. DIRION, libraire, rue de Metz, 22.

www.ingramcontent.com/pod-product-compliance
Lightning Source LLC
Chambersburg PA
CBHW070840210326
41520CB00011B/2294